ÉTUDES

SUR

LE CHAUFFAGE

DES

CULTURES VIRULENTES

PAR

M. A. CHAUVEAU

Directeur de l'Ecole nationale vétérinaire de Lyon.

LYON

IMPRIMERIE DE L. BOURGEON

Rue Saint-Paul, 36-38.

1883

ÉTUDES

SUR

LE CHAUFFAGE

DES

CULTURES VIRULENTES

PAR

M. A. CHAUVEAU

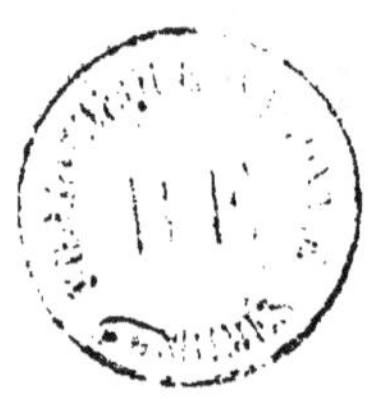

Le présent travail a peut-être une grande importance pratique : je m'en expliquerai plus tard ; pour le moment il ne vise qu'un point de la physiologie générale des virus, à l'étude duquel j'ai consacré un grand nombre d'expériences, faites sur le *Bacillus anthracis*, avec l'assistance intelligente et zélée de M. le Dr Jean Wosnessensky.

I.

DE L'ATTÉNUATION DIRECTE ET RAPIDE DES CULTURES VIRULENTES PAR L'ACTION DE LA CHALEUR.

Les recherches de M. Toussaint, confirmées et expliquées par M. Pasteur, ont démontré que le chauffage du sang charbonneux est susceptible d'atténuer considérablement la virulence des *bacilli* qui y

sont contenus ; j'ai démontré ensuite que cette atténuation peut être graduée, à volonté pour ainsi dire,
en variant les conditions du chauffage. Je vais prou-
ver que ce chauffage, envisagé comme méthode d'atténuation quasi instantanée des virus, peut être
appliqué aux liquides de culture artificielle avec
beaucoup plus de succès encore qu'aux humeurs naturelles de l'économie animale, humeurs
dont le maniement est difficile et délicat, tandis que
celui des cultures est aussi simple dans les procédés
que certain dans les résultats. Voici comment je
procède.

J'ensemence du bouillon stérilisé, avec du sang
charbonneux frais. Les matras sont placés ensuite
dans un thermostat, maintenu à la température
$+ 42°$, 43°, comme avec la méthode d'atténuation de
M. Pasteur. Mais au lieu de garder les matras pendant douze à treize jours dans le thermostat, on les
en retire au bout de vingt heures environ, pour les
soumettre, dans un autre thermostat, à la température $+ 47°$, pendant une heure, deux heures, trois
heures, quatre heures, même davantage. L'opération
est alors terminée ; elle n'a pas détruit la vitalité des
agents virulents de la culture ; mais ceux-ci ont per-
du plus ou moins de leur nocuité, suivant que le
chauffage a été plus ou moins prolongé.

Le premier temps de l'opération, séjour de vingt
heures dans le thermostat chauffé à la température
$+ 43°$, répond à la phase de prolifération du virus.
Rien de particulier à dire sur la préparation des cultures. J'emploie du bouillon de poulet léger et très
clair, dans lequel je laisse tomber une goutte de sang
riche en bâtonnets charbonneux. Je préfère cette
semence aux spores d'une culture antérieure, pour
éviter le danger, sans doute chimérique, qui résul-
terait de la non-transformation de quelques-uns de

ces agents très résistants. L'important, en effet, est d'obtenir, dans les cultures, les agents virulents sous une forme qui les laisse très accessibles à l'influence de la chaleur. Cette indication est parfaitement réalisée dans les conditions signalées. Le bouillon est bientôt rendu trouble par la formation d'un mycélium qui se fragmente en petits filaments ou courts bâtonnets, analogues aux *bacilli* du sang frais, sur lesquels le chauffage a une si grande prise.

J'ai examiné ces éléments dans un assez grand nombre de cultures. Ils se montrent parfois tous d'une parfaite homogénéité de structure, sans traces de spores. Mais il arrive souvent que, en poursuivant les examens avec ténacité, on rencontre dans quelques filaments un ou plusieurs corpuscules réfringents, parfaitement sphériques, un peu flous et plus petits que les vraies spores des cultures ordinaires. Dans certains cas même, ces semblants de spores se montrent en très grand nombre ; la majeure partie des filaments ou bâtonnets en présentent à leur intérieur, et alors la réfringence de ces corpuscules s'accentue ; n'étaient les différences de forme et de volume, on ne les distinguerait pas des spores des cultures normales. Si M. Koch, en affirmant que la température $+ 43°$ n'empêche pas la formation des spores, a entendu parler des éléments que je viens de décrire, il a avancé un fait dont l'exactitude ne peut être contestée.

L'expérience m'a enseigné que la présence de ces spores rudimentaires n'entrave pas, au contraire, l'influence atténuante du chauffage à $+ 47°$. Ce serait tout autre chose si c'étaient de vrais spores, douées de leurs propriétés physiologiques définitives. A l'exemple de M. Pasteur, je n'ai pas vu ces spores normales, aussi résistantes qu'infectieuses, se développopper dans des cultures faites à la température

+ 42°, 43°. Elles n'y existent certainement jamais. La démonstration en est rigoureusement donnée par la série des expériences du présent travail, expériences dans lesquelles le chauffage à + 47°, suffisamment prolongé n'a jamais laissé subsister la virulence première des cultures à + 42°, 43°.

Il n'est pas absolument nécessaire que la phase de prolifération s'accomplisse à la température + 42°, 43° pour produire des agents virulents aptes à subir l'influence atténuante du chauffage ; j'ai vu des cultures exécutées à la température + 40°, 41° se comporter comme les précédentes. Mais c'est très aléatoire ; malgré la courte durée de la culture, il peut s'y former quelques vraies spores très résistantes dont le chauffage à + 47° est impuissant à modifier les propriétés infectieuses. Il faut donc s'en tenir exclusivement au procédé classique. Du reste, quand les filaments ou bâtonnets du *Bacillus anthracis* se sont développés à la température + 42°, 43°, ils sont certainement plus impressionnables à l'action de la chaleur. Déjà même, la température + 43° est capable d'exercer un commencement d'atténuation très légère. Aussi, si l'on ne veut pas empiéter un peu sur le deuxième temps de l'opération, est-il bon de ne pas prolonger le premier temps outre mesure. J'ai indiqué le chiffre de vingt heures comme une durée moyenne, qui, par le fait, a été celle de la plupart de mes expériences. Mais ce chiffre peut être diminué, si le développement est extrêmement rapide, ce qui arrive parfois avec les cultures de sang, surtout quand la semence a été abondante. De même si le développement est très lent, il faut bien se résoudre à augmenter la durée de ce premier temps, la doubler même au besoin. C'est le trouble marqué du liquide qui indique que l'opération est à point.

Le deuxième temps, répondant à la phase d'atténuation, n'implique aucune manipulation délicate, comme le premier, du reste. Au sortir de l'étuve ou thermostat à $+ 43°$, les matras sont placés dans le second appareil chauffant, après prélèvement d'une pipette de liquide destinée à l'essai de l'activité des cultures. Deux facteurs interviennent dans l'atténuation que le chauffage imprime à ces cultures : le degré d'élévation de la température et la durée du temps d'exposition à cette température surélevée. Si la valeur du premier de ces facteurs diminue, celle du second doit s'accroître, et réciproquement. Il résulte de mes nombreuses expériences qu'un chauffage de trois heures à la température $+ 47°$ suffit à transformer en agents inoffensifs pour le cobaye les filaments et bâtonnets de cultures primitivement très virulentes.

Le chauffage ne modifie pas l'aspect extérieur des cultures ; il y suspend, en effet, toute prolifération des filaments et bâtonnets ; mais il ne s'oppose pas au développement des spores rudimentaires ; le chauffage, au contraire, en favorise la multiplication ou les fait apparaître quand elles ne préexistent pas.

J'ai annoncé qu'avec cette méthode, l'atténuation des cultures peut être graduée à volonté en donnant au chauffage une durée proportionnelle au degré d'atténuation qu'on veut obtenir. C'est là un des points intéressants de mes recherches. Pour me renseigner avec exactitude et donner toute sûreté aux résultats de mes inoculations d'épreuve, j'ai toujours fait celles-ci sur le cobaye, en injectant sous la peau d'une cuisse une ou deux gouttes de liquide, suivant la taille des sujets. Dans ces conditions, si l'on essaye comparativement le même liquide de culture, supposé très actif, avant chauffage et après chauffage pendant une heure, deux heures, trois heures, quatre heures, voici ce qui arrive. Tous les cobayes inoculés avec le liquide non chauffé meurent rapidement, c'est-à-dire en quarante-huit heures environ, avec un œdéme local considérable. Ceux qui ont reçu le liquide chauffé une heure périssent également presque tous ; mais la mort arrive généralement moins vite que sur les premiers. Le liquide chauffé deux heures se montre beaucoup moins actif, car, parmi les animaux qui l'ont reçu sous la peau, les uns périssent tardivement avec une faible infiltration locale ; les autres, en nombre égal au moins, résistent et survivent. Quant au liquide chauffé trois heures, on ne le voit jamais tuer les cobayes adultes, ni même produire d'accident local sensible. A plus forte raison en est-il de même avec les liquides chauffés pendant quatre heures et au delà. Et cependant, les agents virulents contenus dans ces liquides inoffensifs ont conservé leur faculté prolifique : point important qui mérite d'être traité à part.

Les expériences que j'ai consacrées à cette étude comparative de l'influence de la durée du chauffage ont été extrèmement multipliées ; il y a eu certainement de nombreuses variétés dans les résultats obtenus ; mais il ne s'est pas rencontré un seul cas où l'expérience n'ait présenté la marche générale qui vient d'être indiquée et n'ait témoigné dans le même sens. Les différences tiennent au degré de virulence initiale acquise par la culture pendant son développement à la température $+ 42°$, $43°$. Il arrive souvent que cette virulence est déjà gravement atteinte après une heure de chauffage à la température $+ 47°$. Le résultat des inoculations est alors d'une simplicité caractéristique : les sujets inoculés avec le liquide non chauffé sont les seuls qui périssent, et ils périssent tous rapidement ; tous les autres survivent à l'inoculation.

D'après les expériences que j'ai pu faire, la virulence primitive serait en raison inverse, son atténuation en raison directe du nombre des spores rudimentaires qui altèrent l'homogénéité du protoplasme des filaments et des bâtonnets.

Il est donc acquis que le chauffage est un excellent moyen d'atténuer quasi instantanément les cultures virulentes préparées dans certaines conditions. Si cette atténuation pouvait être considérée comme l'indice d'une transmutation spécifique, il ne faudrait pas hésiter à mettre la chaleur au nombre des plus importants agents capables d'imprimer au protoplasme en état d'évolution des déviations transformistes.

II

DE LA FACULTÉ PROLIFIQUE DES AGENTS VIRULENTS ATTÉNUÉS PAR LA CHALEUR ET DE LA TRANSMISSION PAR GÉNÉRATION DE L'INFLUENCE ATTÉNUANTE D'UN PREMIER CHAUFFAGE.

On peut s'assurer de deux manières que l'atténuation par le chauffage n'implique aucune altération de la vitalité ou de la faculté prolifique des agents virulents que l'action de la chaleur a privés de leurs propriétés infectieuses : 1° au moyen même de la culture de première génération soumise au chauffage, en montrant que l'évolution n'a été que momentanément suspendue par cette opération ; 2° à l'aide d'une culture de deuxième génération, en prouvant que la semence fournie par le liquide de la culture primitive, avant la reprise de son développement, féconde parfaitement un nouveau terrain.

Pour utiliser le premier procédé, il suffit de placer les matras à culture, au sortir de l'étuve à + 47°, dans un autre thermostat chauffé seulement à + 32°, 35°. L'évolution alors reprend son cours normal ; la prolifération continue et le développement s'achève par la formation d'un grand nombre de vraies spores. Par l'aspect d'ensemble, par les caractères microscopiques, ces cultures ne diffèrent pas sensiblement de celles qui n'ont pas été soumises à ces conditions spéciales, à moins que le chauffage n'ait été trop prolongé. En général, quatre heures de chauffage à + 47° n'empêchent pas l'évolution ultérieure et la troublent à peine.

Mais ce n'est pas à cette constatation brute de la conservation de la faculté prolifique, au sein des cultures dont le développement a été arrêté par l'action de la chaleur, qu'on doit accorder la plus grande attention. L'intérêt qui s'attache à ce point réside surtout dans l'étude de l'influence de la durée du chauffage sur la reprise de l'évolution, et dans la comparaison des résultats qu'on obtient alors avec ceux qui ont été donnés par l'inoculation.

On a vu, dans ma première Note, que l'inoculation montre l'atténuation d'autant plus marquée que la durée du chauffage a été plus longue. Mais je rappellerai aussi qu'il arrive souvent, dans les conditions où j'ai le plus habituellement fait agir la chaleur, que les cultures perdent toute activité infectieuse dès le premier stade du chauffage, soit après une heure d'exposition à la température + 47°. Il n'est plus alors possible de constater l'accroissement graduel de l'influence de la chaleur. Mais ce que l'inoculation n'est pas capable de nous apprendre peut nous être révélé avec la plus grande netteté par les résultats de la reprise de l'évolution, au sein même des cultures soumises à l'influence atténuante de la cha'eur.

Je vais citer comme exemple un cas simple. Trois matras, contenant la même quantité du même bouillon stérilisé, sont ensemencés avec une goutte du même sang et placés dans l'étuve à + 43°. Ils y restent le temps nécessaire à la multiplication des *bacilli*, soit 20 heures environ. Les voilà préparés à subir le chauffage à + 47°, qu'on fait durer une heure pour l'un des matras, 2 heures pour un autre et 3 heures pour le dernier. Une petite quantité de liquide a été prélevée dans chacun d'eux avant le chauffage. Les inoculations d'épreuve sont pratiquées sur deux séries de cobayes, les uns adultes les autres très jeunes, divisés les uns et les autres en quatre groupes de trois sujets chacun. Observera-t-on des résultats identiques des deux côtés ? Presque assurément non.

Dans la série des cobayes jeunes, très impressionnables à l'infection charbonneuse, on pourra voir mourir : 1° au bout de 36 à 48 heures, tous les sujets qui ont reçu le liquide non chauffé et qui servent de témoins; 2° 8 à 12 heures après, deux des animaux inoculés avec le liquide chauffé pendant 1 heure ; 3° enfin, un peu plus tard encore, un seul des trois cobayes ayant servi à l'épreuve du liquide chauffé 2 heures. Quant aux animaux du dernier groupe, ceux du liquide chauffé 3 heures, ils survivent. Ces résultats, qu'il n'est pas rare d'obtenir comme je viens de les décrire, démontrent bien, et avec une précision quasi-schématique, que l'atténuation se proportionne à la durée du chauffage.

Mais dans la série des cobayes adultes, ce n'est plus la même chose ; il ne meurt que les sujets du premier groupe, animaux témoins ; tous les autres résistent à l'inoculation. Si l'on se trouvait seulement en présence de cette dernière série d'expériences, on serait bien embarrassé de savoir s'il existe des nuances dans la grande atténuation dont elle témoigne d'une manière uniforme pour les trois degrés de chauffage. Heureusement qu'on peut être renseigné sur ce point par la marche de l'évolution ultérieure des cultures chauffées. Si, après les inoculations, les trois matras sont placés dans un thermostat à $+ 32°$, $35°$, le développement, momentanément suspendu, reprend son cours régulier, comme il a été dit ci-devant, mais non pas avec la même rapidité et la même activité dans les trois matras. Au bout de 12 heures, le trouble s'est notablement accru dans le matras chauffé 1 heure, moins dans celui qui a subi deux heures de chauffage, et beaucoup moins encore dans le matras exposé pendant trois heures à la température $+ 47°$. Il existe là une gamme décroissante qui n'échappe pas à l'œil le moins exercé. Les différences sont encore très marquées après 24 et 48 heures, quelquefois même après plusieurs jours. Elles prouvent bien, comme le résultat des inoculations de la première série d'animaux, que l'influence de la chaleur, sur l'activité des cultures virulentes, est d'autant plus énergique que le chauffage est plus prolongé.

J'ai dit qu'une fois achevées, les cultures dont il est question ici ne se distinguent pas, par leurs caractères objectifs, de celles dont l'évolution, non interrompue par le chauffage, s'est accomplie normalement. On pourrait donc croire qu'avec leurs vigoureuses apparences, elles ont récupéré toute la virulence qui appartient à ces dernières. Il s'en faut de quelque peu. Si, en effet, ces cultures spéciales tuent très rapidement et presque sûrement les cobayes auxquels on les inocule, elles sont beaucoup moins meurtrières sur les moutons; bon nombre de ces derniers échappent à la mort et sont alors en possession d'une solide résistance à l'infection charbonneuse. L'influence atténuante du chauffage des cultures n'est donc point seulement passagère, puisqu'elle peut se transmettre dans une certaine mesure, lorsque ces cultures reprennent le cours de leur évolution, aux spores nées du protoplasme des filaments et des bâtonnets qui ont subi l'action de la chaleur.

Mais où la transmission de cet effet de la chaleur se manifeste surtout, c'est dans la facilité avec laquelle ces spores subissent l'influence atténuante d'un chauffage qui leur est directement appliqué. Rien de plus simple que de les rendre pour ainsi dire absolument inoffensives, en les exposant pendant quelque temps à l'action d'une certaine température. J'appelle l'attention sur ce fait nouveau, qui présente un intérêt de plus d'un genre. Il n'est sans doute pas impossible d'obtenir un effet analogue avec les spores de provenance normale, quoiqu'elles passent à bon droit pour être douées d'une résistance très énergique aux causes de destruction, particulièrement à l'influence de températures relativement élevées. Mais on peut laisser impunément ces spores 1 h., 1 h. 1/2, à la température $+ 80°$; elles n'éprouvent alors aucune altération sensible, ni dans leurs caractères morphologiques, ni dans leurs propriétés physiologiques. Ce n'est plus cela quand il s'agit de spores de culture dont le développement a été momentanément entravé par la chaleur; le chauffage, dans ces conditions, respecte les caractères objectifs de la spore, qui semble seulement devenir un peu plus petite; mais il en modifie profondément l'activité virulente. Les cultures peuvent être alors inoculées à la seringue, sans grand risque de mort, au cobaye et surtout au mouton, qui acquiert ainsi l'immunité aussi bien qu'avec n'importe quelle autre inoculation préventive.

Les cultures de deuxième génération peuvent aussi bien que ce premier moyen, dont je viens de parler longuement, démontrer la persistance de l'activité vitale des filaments et bâtonnets développés à la température + 43° et rendus inoffensifs par l'action de la température + 47°. Il est à propos de dire quelques mots de ce deuxième procédé, qui fournit aussi d'excellents documents propres à démontrer que l'effet du chauffage se gradue comme sa durée. Je reprends le cas simple qui m'a servi d'exemple tout à l'heure. Dans chacun des trois matras chauffés à + 47° pendant 1 heure, 2 heures, 3 heures, je puise avec une pipette une certaine quantité de liquide. Trois autres matras ont été préparés ; je laisse tomber dans chacun d'eux une ou deux gouttes de ce liquide. Les voilà ensemencés avec des filaments et bâtonnets atténués par la chaleur. Ces derniers matras sont placés ensuite dans une étuve à + 32°, 35°. Que va-t-il advenir de ces cultures de deuxième génération ? ¡Exactement ce qu'il advient des cultures primitives, après la remise en marche de l'évolution. Les cultures de deuxième génération se développent en effet d'autant plus vite que la semence a été chauffée moins longtemps et les différences d'aspect qui en résultent peuvent persister pendant plusieurs jours. Toutes finissent, du reste, par donner des spores de fort belle apparence, jouissant des mêmes propriétés que celles des cultures primitives, particulièrement de l'aptitude à l'atténuation par le chauffage.

Il résulte de l'ensemble de cette étude que l'influence atténuante exercée par la chaleur sur les agents virulents n'est pas simplement individuelle ; cette influence peut se faire sentir même sur les propriétés des nouveaux agents auxquels donne naissance la prolifération du protoplasme qui l'a directement éprouvée.

III.

DU ROLE DE L'OXYGÈNE DE L'AIR DANS L'ATTÉNUATION QUASI-INSTANTANÉE DES CULTURES VIRULENTES PAR L'ACTION DE LA CHALEUR.

Avec le manuel généralement usité pour l'application de la méthode d'atténuation rapide des cultures virulentes par l'action de la chaleur, la phase essentielle, celle pendant laquelle s'opère l'atténuation, se passe nécessairement en présence de l'oxygène de l'air contenu dans les matras. Or, il est prouvé par les belles recherches de M. Pasteur que l'oxygène est un très actif agent d'atténuation de la virulence des microbes infectieux. Ne serait-ce pas à l'intervention de cet agent, pendant le chauffage, que serait due l'atténuation qui est attribuée à l'action de la chaleur ? Tout au moins, l'oxygène ne contribuerait-il point, pour une part plus ou moins grande, à la production de l'effet atténuant ? Ce sont là des questions qui méritent d'être étudiées avec le plus grand soin.

Il est vrai que, dans la méthode d'atténuation rapide par l'action de la chaleur, la phase essentielle est de si courte durée qu'on s'imagine difficilement que l'oxygène puisse prendre part au travail d'atténuation, comme dans la méthode de M. Pasteur, où l'effet cherché ne s'obtient qu'à très longue échéance. Mais on peut objecter que, dans la méthode du chauffage, la rapidité de l'action chimique de l'oxygène est peut-être centuplée par l'élévation de la température, ce qui n'aurait rien que de conforme aux faits généraux de la chimie. Une démonstration expérimentale précise était donc nécessaire ; je l'ai demandée à deux ordres de faits.

Dans une première série d'expériences, le chauffage du liquide de cultures prolongées pendant 20 heures à la température $+ 43°$, est exécuté dans les conditions suivantes : on fait deux parts de ce liquide ; l'une reste dans le matras ; l'autre est introduite dans une pipette, qu'on remplit exactement et qu'on scelle à la lampe. Pipettes et matras sont ensuite placés dans l'étuve à $+ 47°$ et soumis au chauffage, qui exerce alors son influence, d'une part, sur des microbes soustraits à l'action de l'air, d'autre part, sur les mêmes microbes restés exposés à l'action de l'air atmosphérique. Or, dans les deux cas, l'effet produit par le chauffage est identiquement le même. L'inoculation comparative des deux parts de liquide montre que les microbes infectieux du contenu des pipettes n'ont pas éprouvé une atténuation moins forte que ceux des matras.

Mais ces expériences ne tiennent pas compte de l'oxygène en dissolution dans le liquide et dont la petite quantité suffit peut-être au rôle présumé de cet agent modificateur. C'est pour écarter cette objection qu'une seconde série d'expériences a été instituée avec une importante modification du manuel : avant de sceller les pipettes, on y fait le vide, à l'aide de la pompe à mercure. Le chauffage s'exécute donc, dans ce cas, aussi complètement que possible hors de la présence de l'oxygène, et l'expérience est tout à fait irréprochable. Deux exemples particuliers bien choisis en feront parfaitement connaître et apprécier les résultats.

Premier exemple. Trois matras ensemencés avec du sang de cobaye, restent 22 heures 1/2 dans une étuve à $+ 43°$ bien réglée. Il en résulte un beau trouble uniforme du liquide de culture. Dans chacun des matras on puise une petite quantité de liquide, qui sera consacrée aux examens microscopiques et à l'épreuve de l'activité de la culture, puis une quantité plus grande, avec une pipette disposée pour qu'on y puisse faire le vide. Quand cette dernière opération est terminée, matras et pipettes, réunis en couples qu'on numérote **1, 2, 3**, sont mis dans une étuve à $+$ 47°. Le couple n° **1** y reste une heure ; le couple n° **2**, deux heures ; le couple n° **3**, trois heures.

L'examen du liquide, avant chauffage, fait trouver, dans les trois échantillons, le même mycélium brisé en filaments et bâtonnets isolés ou réunis en très petits amas, pourvus presque tous de spores rudimentaires.

Huit cobayes sont consacrés aux inoculations, qui consistent uniformément en une injection de deux gouttes de liquide sous la peau de la face interne d'une cuisse. Deux sujets, servant de témoins, reçoivent le liquide non chauffé. Les liquides contenus dans le matras n° **1** et sa pipette correspondante sont inoculés à deux autres cobayes, et la même opération est répétée avec les matras et les pipettes des groupes **2** et **3**. Or, les deux cobayes inoculés avec le liquide non chauffé, meurent en 42 et 46 heures. Les six autres sujets survivent tous ; ils n'ont même paru malades à aucun moment ; exceptons toutefois le cobaye inoculé avec le liquide chauffé une heure en présence de l'air, cobaye sur lequel on a pu constater un très petit et très fugitif œdème local.

L'intérêt que présentent ces résultats est accru par l'étude de l'évolution des cultures, qui ont été continuées ou entreprises concurremment avec les inoculations. Replacées, après ces inoculations, dans une étuve à $+$ 32°, les trois cultures primitives

y reprennent la marche de leur développement, qui
s'accomplit avec les caractères classiques, c'est-à-
dire d'autant plus rapidement que le chauffage a été
moins prolongé. Ce n'est donc pas sur ce point que
j'ai à insister. Mais voici les curieux résultats donnés par une culture de 2e génération, entreprise
pour essayer l'activité prolifique des liquides chauffés
dans le vide. Le lendemain de l'ensemencement, il
n'y a pas trace de développement dans les matras,
qui restent absolument clairs. Ce n'est que le sur-
lendemain que l'évolution commence; quelques
petits flocons grumeleux flottent dans le liquide du
matras n° 1; le matras n° 2 présente aussi de ces
flocons, mais encore plus petits et beaucoup plus
rares; toujours rien dans le matras n° 3. Avec le
temps, le développement marche dans les matras 1
et 2, et les cultures qu'ils contiennent finissent par
prendre les caractères communément observés dans
les conditions ordinaires; mais une grande différence
de richesse persiste entre elles. Quant à la troisième
culture, elle reste décidément stérile.

Ainsi les cobayes inoculés avec les agents virulents chauffés à l'abri de l'air ont échappé à la mort
comme les autres; de plus, la fécondité de ces agents,
étudiée au moyen des cultures de deuxième génération, paraît avoir reçu du chauffage une atteinte
plus profonde que si l'action de la chaleur s'était
exercée au contact de l'air. C'est donc bien la chaleur
en elle-même, sans la participation de l'oxygène atmosphérique, qui atténue l'activité des agents virulents soumis au chauffage.

Deuxième exemple. Choisi pour combler quelques
lacunes du premier, le deuxième exemple est fourni
par une expérience préparée à peu près comme la
précédente. Seulement la culture a été faite dans
quatre matras et la phase de prolifération n'a duré

que 18 heures. Chaque matras étant doublé de sa pipette où le vide a été fait, un couple est gardé comme témoin, les autres sont chauffés 1 heure, 2 heures, 3 heures. Tous sont conservés à la température + 13° pendant trois jours pleins avant de servir aux diverses opérations d'épreuve.

Il résulte des examens microscopiques qui sont faits avant ces opérations : 1° que les liquides non chauffés ne contiennent que des filaments et des bâtonnets dont le protoplasme est presque absolument homogène ; 2° que, dans les liquides chauffés en présence de l'air, ce protoplasme s'est ponctué de quelques spores rudimentaires, en nombre croissant avec la durée du chauffage ; 3° que la même proportion croissante existe dans les liquides chauffés à l'abri de l'air, mais que, de plus, le nombre de ces corpuscules y est , d'une manière absolue, beaucoup plus considérable que dans les autres liquides. Les opérations d'épreuve consistent, comme dans le premier exemple, en inoculations et en cultures.

Les inoculations sont faites sur huit cobayes, deux pour chaque catégorie de virus : N°s 1 et 2, virus non chauffé ; N°s 3 et 4, virus chauffé une heure ; N°s 5 et 6, virus chauffé deux heures ; N°s 7 et 8, virus chauffé trois heures. Ce sont les N°s 4, 6, 8 qui reçoivent le virus chauffé dans le vide. De ces trois derniers sujets, aucun ne succombe et ne présente même le plus léger signe de maladie. Sur les cinq autres, il en meurt quatre : les N°s 1 et 2, inoculés avec virus non chauffé resté à l'air ou conservé dans le vide ; le N° 3 ayant servi à éprouver le liquide chauffé 1 heure en présence de l'air ; enfin le N° 5, qui a reçu le virus chauffé à l'air pendant 2 heures ; ce dernier succombe 24 heures environ après les autres, dont la mort arrive entre la 42e et la 54e heure. Quant au dernier cobaye, N° 7, inoculé avec le liquide chauffé à l'air pendant 3 heures, non seulement il échappe à la mort, mais il n'a été, en aucune manière, plus malade que les sujets inoculés avec les liquides chauffés dans le vide.

D'un autre côté, l'épreuve par les cultures se fait sur trois séries : 1° Cultures de première génération dont le développement est remis en train ; 2° Cultures de deuxième génération ensemencées avec les filaments et bâtonnets des cultures primitives maintenues au contact de l'air ; 3° Cultures de deuxième génération, dont la semence est fournie par les pipettes où le vide a été fait. Chaque série comprend quatre matras répondant chacun à un degré de chauffage de la matière germinative : zéro, 1 heure, 2 heures, 3 heures.

Au bout de trois jours de séjour dans l'étuve à $+$ 32°, les douze cultures, riches en filaments, bâtonnets et spores vigoureuses, se montrent toutes très troubles. Mais avant de prendre cet aspect quasi uniforme, elles ont présenté des différences considérables du plus grand intérêt. En comparant entre elles, après la vingt-deuxième heure, les cultures de la même série, on constate, avec la plus grande netteté, que le développement est partout en raison inverse du chauffage préalable de la substance germinative. Ainsi le trouble qui était parfaitement uniforme dans les matras de la culture primitive, présente maintenant une intensité croissante du N° 4 au N° 1. La même gradation s'observe dans les deux séries de cultures de deuxième génération : les matras N° 4 sont restés absolument transparents ; c'est au N° 3 que le trouble commence à apparaître et il va croissant dans les N° 2 et 1. Mais il n'est pas égal dans les deux séries ; le développement est, en effet, beaucoup moins avancé dans les N°s 2, 3 et 4 de la dernière. Dans ce cas encore, la semence, chauffée en dehors de la présence de l'air s'est donc montrée moins apte à proliférer, et la constatation du fait a été rendue plus certaine par le résultat des cultures entreprises comparativement avec la même semence chauffée au contact de l'oxygène atmosphérique.

Voici la conclusion qui s'impose : non seulement la présence de l'air n'intervient pas dans l'atténuation que le chauffage imprime au virus charbonneux, mais cette atténuation se fait beaucoup mieux en l'absence qu'en la présence de l'oxygène. Privé de ce gaz, le virus oppose une résistance beaucoup moins grande à l'action atténuante de la chaleur.

On sera peut-être tenté de trouver une contradiction entre ces résultats et ceux qui ont été si brillamment exploités par M. Pasteur pour l'institution de sa très solide méthode d'atténuation des virus par l'action de l'oxygène. Ce serait à tort. Les conditions des deux ordres d'expériences sont différentes ; il eût été étonnant que les résultats en eussent été identiques. Ce qu'il faut retenir de ceux que j'ai obtenus, c'est que la méthode d'atténuation des virus par la chaleur a son individualité et son importance propres, avec lesquelles il faudra nécessairement compter.

Imp. L. BOURGEON, rue Saint-Paul, 36-38. — Lyon.

www.ingramcontent.com/pod-product-compliance
Lightning Source LLC
LaVergne TN
LVHW010306190726
843502LV00014B/2657